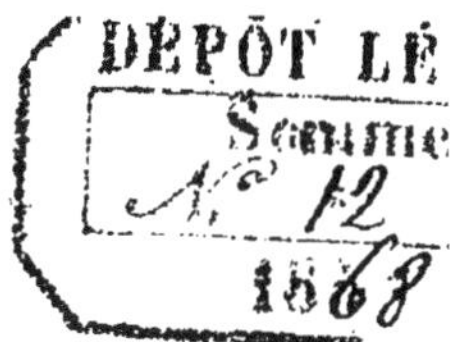

RÉFORME MÉDICALE.

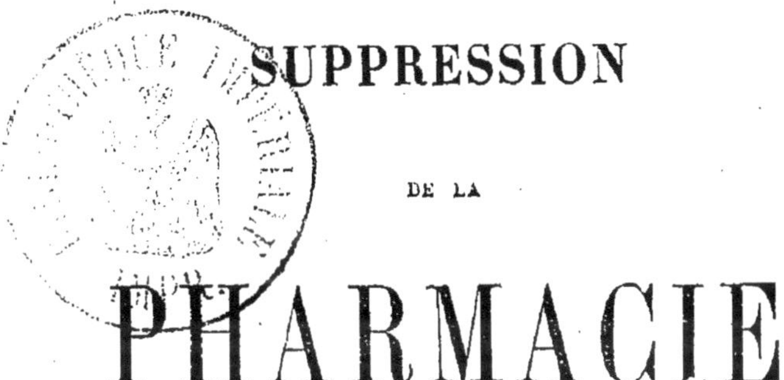

SUPPRESSION

DE LA

PHARMACIE

PAR

D. J. LE NOIR.

PRIX : 1 franc 50 centimes.

PARIS

P. ASSELIN, SUCCESSEUR DE BÉCHET Jne ET LABÉ,

ÉDITEUR DES ARCHIVES GÉNÉRALES DE MÉDECINE,

Place de l'École-de-Médecine.

1868

La logique doit être le caractère suprême de toute loi.

Le législateur qui ne se pénètre pas de ce principe ne peut produire qu'une œuvre éphémère.

Tel est l'esprit qui a présidé à la rédaction de cette brochure.

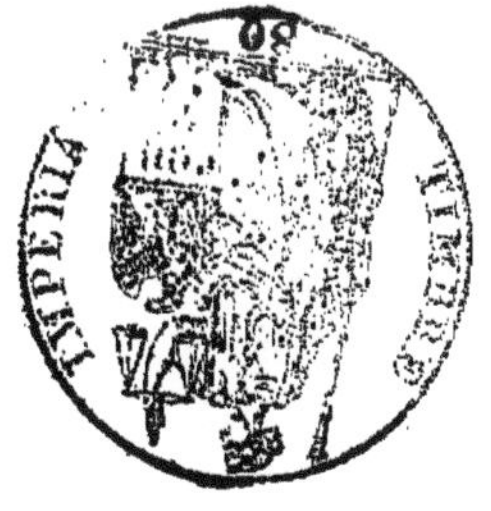

LA LOI DE GERMINAL AN XI.

L'exercice de la pharmacie, en France, est encore réglé par la loi de germinal an XI.

La même loi a organisé des écoles de pharmacie chargées d'un enseignement spécial; on pouvait donc s'attendre à ce que le diplôme de pharmacien donnât le droit d'exercer cette profession, sans que celui qui l'a acquis fut assujetti à d'autres lois que celles du droit commun.

Or, non-seulement par l'article 29, l'officine du pharmacien doit être visitée par un jury, mais le même article déclare incomplètes les connaissances acquises dans les écoles de pharmacie, en ingérant deux médecins au moins, dans cette inspection: Cette mesure, qui subordonne un diplôme à un autre, lorsque, dans l'esprit qui a présidé à leur création, ceux qui les ont acquis, sont regardés comme possédant toutes les connaissances voulues pour l'exercice de leur profession, ne pouvait avoir que de funestes résultats. Il n'est pas besoin de chercher ailleurs la cause de l'antagonisme qui existe entre le médecin et le pharmacien.

L'article 32 tendrait encore à augmenter cet antagonisme; mais, ce que cet article a de plus grave, c'est d'imposer au pharmacien, comme mode de préparation, celui du codex, sans qu'il puisse chercher à l'améliorer; — le pharmacien peut délivrer au public les substances simples, exécuter des préparations suivant les formules du codex ou du médecin; sa supériorité ne peut être que celle d'une machine qui se distingue de ses semblables par une plus grande perfection dans les organes qui la composent.

Il est impossible de soutenir sérieusement que les grades universitaires sont indispensables pour remplir une telle fonction; que trois années ou plus de stage soient nécessaires pour acquérir l'habitude des manipulations, j'en conviens; mais il y a inconséquence à attribuer ce rôle exclusif à un pharmacien diplômé.

La loi de germinal est peut-être la seule qui ait donné lieu à un si grand nombre d'arrêts contradictoires.

Je me contenterai de citer:

1° Un arrêt de la Cour de Paris (17 février 1827), déclarant que le pharmacien peut surveiller deux officines;

2° Un arrêt de la même Cour (8 février 1833), dans lequel la Cour se prononce dans un sens opposé.

Citons encore pour bien faire connaître la situation actuelle du pharmacien, un arrêt de la Cour de Nîmes (13 avril 1839); arrêt, en vertu duquel toute pharmacie peut être fermée d'office par l'autorité municipale, si le titulaire s'absente momentanément.

Qu'est donc le pharmacien sous le régime d'une semblable loi? Les limites de sa boutique sont infranchissables, les relations de famille, il ne doit pas les connaître; il est pour ainsi dire privé de ses droits civils. Est-il possible de concilier avec cet arrêt les exigences des services publics? Citons en deux: le service de la garde nationale et l'exercice du droit électoral.

Il n'est donc pas surprenant que cette situation, qui met pour ainsi dire hors la loi 5,659 individus, ait ému tous ceux qui s'intéressent, plus ou moins, au corps pharmaceutique.

Cette question, soulevée pour la première fois il y a quarante ans environ, reprise en 1838, étudiée à nouveau en 1850, a fixé l'attention des pharmaciens, surtout pendant les quatre dernières années.

Toutes les demandes d'amélioration qui sont sorties de ces discussions se réduisent aux trois projets suivants:

Premier projet. — Correction légère de la loi de germinal.

Deuxième projet. — Liberté complète de la pharmacie, sous la garantie du diplôme.

Troisième projet. — Liberté pleine et entière de l'exercice de la pharmacie.

PREMIER PROJET.

Le premier projet présenté par la Société de Pharmacie de Paris se distingue de la loi de germinal par des tendances réactionnaires marquées.

Il semble aux honorables membres de cette Société (il est vrai qu'un grand nombre d'entre eux sont *pharmaciens honoraires*), que le pharmacien n'est jamais digne d'émancipation et qu'il doit toujours rester sous la haute tutelle de l'école.

Ne pourrait-on pas répondre à l'école de pharmacie qu'elle se déprécie elle-même en proclamant l'indignité de ses élèves? — On ose demander à l'article III qu'une autorisation préalable soit nécessaire pour ouvrir une pharmacie, à une époque où le gouvernement a compris que le moment était venu de donner à la liberté individuelle tout son essor, en supprimant cette autorisation pour les publicistes.

« La seule excuse de cet article, dit avec raison M. Emile Genevoix, est qu'il peut être dans la pensée de ses auteurs une tentative déguisée de limitation. »

Je comprends que la Société de pharmacie ait hésité à demander la limitation du nombre des officines; elle n'a pu s'empêcher de reconnaître que les corporations et les privilèges ne sont plus de notre temps. Aussi, je n'ai pas cru utile de parler d'un quatrième projet qui n'a pas craint d'arborer ce drapeau.

Il paraît, d'après l'article VIII, qu'il faut, pour être pharmacien, non-seulement obtenir son diplôme, mais qu'il faut encore, sous peine de rester employé toute sa vie, *naître riche*: *L'association du capital et de l'intelligence est interdite pour le pharmacien;* et, cependant, la question est simple: Le pharmacien est-il commerçant? Si non, pourquoi est-il justiciable du tribunal de commerce, pourquoi la pharmacie compte-t-elle parmi ses membres tant de notables commerçants? En province surtout, vous trouverez presque toujours des pharmaciens parmi les juges consulaires. Si oui, vous voulez, dans un pays d'égalité comme le nôtre, faire une loi d'exception pour cinq à six mille individus, lorsque, depuis un quart de siècle, par la mobilisation du capital, sur l'association sous toutes ses formes, repose l'avenir de la fortune publique.

Les mêmes réflexions s'appliquent à l'article X. Il n'est pas moins absurde d'ériger en loi une défense d'association entre le médecin et le pharmacien. L'architecte ne peut-il pas s'associer avec l'entrepreneur?

L'un et l'autre paient patente, et l'acquittement de ce droit leur confère la liberté d'exercer leur profession, sous le régime du droit commun. Les médecins et les pharmaciens non-seulement paient patente, ils sont, en outre, obligés d'obtenir des diplômes; qu'ils soient donc régis par la loi commune.

Quant aux articles 12, 13, 14 et 15, ayant pour objet de fixer, à 6 kilomètres, la distance à laquelle les médicaments pourraient être fournis par le praticien, et d'assujettir, dans ce cas, le praticien aux visites domiciliaires du jury médical, je me contenterai de signaler de nouveau cet antagonisme entre le médecin et le pharmacien: Il se présente ici sous la forme inverse, puisque le médecin est devenu justiciable du pharmacien.

J'ajouterai que ces visites sont à la fois inconvenantes et inutiles. En dehors du serment qu'a fait le médecin, d'exercer sa profession en honnête homme, il est retenu dans le devoir par une considération plus puissante: Il n'a plus le pharmacien comme intermédiaire entre lui et son malade; toute la responsabilité porte sur lui, et vous le supposez assez dénué de sens, pour délivrer des médicaments altérés et dont il n'attend aucune action? — Le public en aurait bientôt fait justice, et la crainte de voir la désertion s'établir parmi ses clients, fera plus pour stimuler son zèle que la crainte de la police correctionnelle.

En résumé, la loi proposée par la Société de pharmacie est plus dure pour le pharmacien que la loi de germinal: Comme elle est une loi d'exception, elle ne respecte ni le droit des gens, ni l'égalité devant la loi. — Elle laisse subsister la rivalité entre deux professions adjacentes, rivalité dont la moindre conséquence est d'entraîner chacune d'elles à s'affranchir du joug de la loi et à exercer la médecine et la pharmacie, dans un état perpétuel d'illégalité.

Au point de vue pratique, que trouve-t-on dans cette loi réformée? Pas même la situation prospère du pharmacien assurée par la vente privilégiée des médicaments.

A l'article I, on dit :

« Nul ne pourra préparer, vendre ou débiter aucun médicament ou remède (toute substance simple ou composée, désignée comme jouissant de propriétés médicinales), soit pour la médecine humaine, soit pour le traitement des animaux, s'il n'a été reçu pharmacien. »

Et l'article XVI donne pour concurrent au pharmacien *tous les commerçants qui pourront vendre certaines plantes médicinales indigènes, vertes ou sèches*, et un certain nombre de préparations *inscrites au codex*.

Sous ce rapport la loi est claire, le pharmacien aurait le privilège de vendre seul tout ce qu'on ne pourrait pas faire vendre par un autre. — En échange des libertés qu'il sacrifie, il a l'avantage de pouvoir exécuter seul certaines ordonnances du médecin : Je ne pense pas qu'on puisse croire un instant qu'il sera capable de soutenir, pour les autres substances, la concurrence qui lui sera faite par les autres industries; la nature de ses affaires est déterminée, tandis que pour les concurrents ces substances médicamenteuses ne figurent que pour une très-petite fraction dans l'ensemble des marchandises qui sont débitées chaque jour.

Le pharmacien ne trouvera pas dans sa profession, ainsi limitée, des ressources nécessaires : nous nous contenterons, à cet égard, de citer l'une des meilleures pharmacies de Paris, ayant 23,000 fr. de frais généraux. Cette pharmacie exécute, chaque année, 5,000 ordonnances environ, parmi lesquelles 1500 au plus, réclament légalement l'intervention du pharmacien.

Signalons dans ce projet de loi une dernière contradiction : Si, en vertu de l'article XVI et de l'article XIX, le pharmacien peut avoir dans son officine et délivrer des substances autres que les substances vénéneuses, inscrites ou non au codex, et prescrites par le médecin, quelle sera la limite dans laquelle il devra se renfermer pour obéir à l'article VII qui lui défend d'exercer, dans son officine, aucune autre profession que celle de pharmacien ?

DEUXIÈME PROJET.

En demandant le libre exercice de la pharmacie, sous la garantie du diplôme, les auteurs du deuxième projet demandent le droit de vendre tous les médicaments sous leur responsabilité et sans ordonnance ; ce *desideratum* est, du reste, indiqué d'une manière confuse dans le projet précédent, qui confère ce droit *en cas d'urgence*.

Pourquoi donc, Messieurs, ne pas demander plutôt l'équivalence du diplôme de pharmacien et du diplôme de docteur en médecine.

Vous oubliez que l'état précaire dans lequel se trouve aujourd'hui le corps pharmaceutique a son origine dans les empiètements qui l'ont envahi de tous côtés ; vous réclamez avec la Société de pharmacie la suppression de l'herboriste qui, clandestinement, transforme sa boutique en une vraie pharmacie, et, le plus souvent, en un cabinet de consultation ; et vous demandez la liberté de la pharmacie sous la garantie du diplôme.

Accueillir votre demande, ce serait créer un corps parasite destiné à amoindrir le médecin comme l'herboriste a tué la pharmacie. — La loi doit limiter les droits de chacun, et il est impossible d'inscrire dans son texte une tolérance. Jamais, croyez-le bien, un législateur n'osera consacrer vos prétentions.

Je n'ignore pas que le but caché de cette demande est d'obtenir le libre commerce de certaines préparations, dites *spécialités*. Deux mots à ce sujet : Les succès d'un petit nombre d'entre elles sont loin de compenser les inconvénients du plus grand nombre.

J'admets, jusqu'à un certain point, la valeur des conseils que peut donner le pharmacien à son client, j'admets que l'habitude de voir employer un médicament dans des affections spéciales puisse l'amener à trouver, pour ces affections, une préparation efficace; mais, en sera-t-il ainsi, lorsque, par la publicité, le malade sera son propre médecin, et décidera souverainement si la maladie qui le tue peut être guérie par la spécialité que l'annonce lui fait connaître? Si l'on recherchait les résultats de ces médications on trouverait que les spécialités, ainsi exploitées par l'annonce, guérissent peu de malades, et font plutôt des victimes ou des dupes.

Je suis loin, cependant, d'être l'adversaire de la spécialité comme principe; c'est peut-être le seul moyen d'arriver à guérir certaines affections. Mais, appliquez-là alors comme médecin ou par le médecin. c'est le seul moyen honnête qui puisse être reconnu par la loi.

TROISIÈME PROJET.

Ce dernier projet, ayant pour but d'établir, comme principe, la liberté absolue de la pharmacie, soulève naturellement les mêmes objections que le projet précédent, et ces objections deviennent encore plus fortes par l'incertitude où l'on serait sur la nature des connaissances possédées par ceux qui exerceraient la pharmacie. — J'ajouterai en plus que, malgré toutes mes aspirations vers la liberté individuelle, je crois qu'il serait imprudent de confier à tout le monde le débit des substances toxiques: nous y reviendrons, du reste, dans un instant.

En résumé, le premier projet de loi se distingue par les plus grandes contradictions, par l'impossibilité de le mettre à exécution, et par cette conséquence plus funeste encore, c'est que son application entraîne, pour ceux qui y seront soumis, la privation d'une partie de leurs libertés civiles.

Si les deux autres projets ramènent l'exercice de la pharmacie sous le régime du droit commun, ils sont encore blâmables et doivent être repoussés également.

Le deuxième projet, parce qu'il entraîne la confusion de deux diplômes conférés à des titres différents, et, après des études, n'ayant entre elles aucun rapport.

Le troisième projet, parce qu'il réduit à néant un diplôme acquis, et, qu'en outre, la salubrité publique exige que l'emploi des substances dangereuses, dites poisons, ne soit confié qu'à des personnes ayant acquis les connaissances suffisantes.

En présence de cette impossibilité de faire une loi qui puisse réglementer l'exercice de la pharmacie, nous avons envisagé la question d'une manière plus générale, et nous avons cherché à donner au corps médical une organisation nouvelle, donnant satisfaction à l'intérêt général et réglementée par le droit commun.

NOUVELLE ORGANISATION

DU CORPS MÉDICAL.

Que MM. les médecins me permettent de leur dire que si leur profession est devenue moins lucrative, ils ne doivent s'en prendre qu'à eux-mêmes

En faisant en français des ordonnances très-explicites, ils ont initié les pharmaciens et herboristes au traitement des différentes maladies, et ceux-ci ne manquent pas de les prescrire à la première occasion; de même que le client s'empresse de se soigner lui-même et quelquefois de soigner les autres, sans demander le conseil du médecin.

Le guérisseur trouve sa science dans quelques mauvais formulaires, il guérit par les simples, dit-il; et il doit surtout sa réputation au mystère dont il s'entoure. Quant au pharmacien et à l'herboriste on demande leurs conseils parce qu'ils paraissent être gratuits, et que le public est imbu du préjugé, qu'à l'exemple du médecin et avec lui, ils ont étudié l'art de guérir.

Pour moi, la faveur dont jouissent tous ces parasites, a sa source principalement dans cette sorte de merveilleux que le malade attache à ces médicaments qu'il ne connaît pas.

L'Homœopathie avec ses succès n'en est-elle pas encore un exemple ?

Le seul moyen de faire disparaître tous ces concurrents, c'est de les forcer à agir au grand jour. Que les médecins, forts de leurs connaissances acquises, provoquent ces guérisseurs à lutter ouvertement avec eux, à guérir plus qu'eux, le prestige de l'inconnu du fruit défendu disparaîtra, et le corps médical occupera bientôt seul le rang auquel lui donnent droit ses laborieux travaux.

Donc :

Liberté complète d'exercer la médecine à tous, possesseurs de diplôme de médecin ou non, mais défense absolue de l'exercer clandestinement. Tel est le principe sur lequel doit être basée la nouvelle organisation du corps médical.

Une telle proposition semble, au premier abord, vouloir anéantir la protection dont la loi doit entourer la santé publique ; elle semble vouloir abandonner l'individu complètement à lui-même et laisser, à son initiative, le soin de se préserver de l'ignorance et du charlatanisme. — J'avouerai franchement que je me laisserais séduire facilement par cette idée de voir l'Etat laisser à chacun le soin de sauvegarder ses intérêts ; malheureusement le niveau de l'instruction générale n'est pas encore assez élevé, et il nous est impossible d'accepter aujourd'hui ce principe.

Je vais donc démontrer que la loi commune suffit amplement à punir les délits qui seraient la conséquence du libre exercice de la médecine ; j'ajouterai qu'on trouve dans l'application intelligente de la loi, une répression vraiment efficace, sans qu'il soit besoin d'avoir recours à une loi spéciale.

En demandant au praticien, qui voudra soigner les maladies, de payer une *patente spéciale* et indépendante de celles relatives aux autres professions qu'il veut exercer simultanément, vous l'obligez à faire connaître son nom à l'autorité administrative. Cette déclaration fera plus pour diminuer le nombre des guérisseurs, que toutes les lois de répression qui ont existé jusqu'à ce jour, parce qu'ils auront la certitude que l'administration se fera un devoir de les empêcher de faire des dupes, si la crainte que leur inspirera l'application des articles 319 et 320 du code pénal ne suffit pas pour les arrêter.

Verra-t-on exercer la médecine sans patente? Non, pas un n'y songera en présence d'une disposition légale, qui châtie sévèrement ce délit; et si l'on trouve la peine exagérée, qu'on n'oublie pas que le non paiement de la patente constitue un véritable vol commis au préjudice de l'Etat.

Etant donc admis que le principe de la liberté introduit dans l'art de guérir, fera disparaître bon nombre de sorciers qui exploitent, aujourd'hui, impunément la crédulité, cherchons comment la santé publique sera protégée par la loi contre l'ignorance des praticiens patentés, n'ayant pas fait les études nécessaires exigées pour le diplôme ?

Sous la loi actuelle, la répression de l'exercice illégal de la médecine est illusoire; c'est un mal, plutôt qu'un remède. La reconnaissance du délit est des plus difficiles, et si le guérisseur est atteint par la loi, sa condamnation assez légère, et qu'il recherche quelquefois, le fait passer pour un martyr; sa vogue devient alors irrésistible.

Pour sauvegarder l'intérêt public, sans créer une loi d'exception, je demande que les articles 319 et 320 du code pénal soient applicables aux crimes et délits résultants de l'exercice de la médecine.

Ils sont ainsi conçus :

« Art. 319. — Quiconque, par maladresse ou imprudence, « inattention, négligence ou inobservation des réglements, « aura commis involontairement un homicide ou en aura involontairement été la cause, sera puni d'un emprisonnement « de 3 mois à 2 ans, et d'une amende de 50 fr. à 600 fr.

« Art. 320. — S'il n'est résulté du défaut d'adresse ou de « précaution, que des blessures ou des coups, l'emprisonnement « sera de 6 jours à 2 mois, et l'amende de 16 fr. à 100 fr. »

Une condamnation sur ce chef, en faisant connaître l'ignorance du guérisseur, suffira pour faire disparaître son prestige: ce ne sera plus un martyr, ce sera un faiseur de dupes.

Nous croyons avoir suffisamment démontré que la liberté de la médecine, loin d'être préjudiciable à la santé publique, aurait pour effet de faire disparaître tous ces sorciers, contre lesquels la loi actuelle est impuissante.

Parmi tous ces parasites du corps médical, nous trouvons un corps tout entier, le corps des pharmaciens. Nous avons signalé leur prétention d'obtenir que leur diplôme soit déclaré équivalent au diplôme de médecin; et, si cette prétention ne s'est pas élevée ouvertement, nous avons fait voir qu'elle serait la conséquence de l'acceptation de l'un quelconque des trois projets.

Il s'agit d'examiner maintenant si le corps pharmaceutique diplômé est nécessaire dans l'état actuel de la thérapeutique généralement suivie par les médecins.

LE PHARMACIEN EST-IL NÉCESSAIRE ?

Les médicaments employés aujourd'hui peuvent être divisés en trois classes.

1° Médicaments des vieux formulaires, d'un emploi très-restreint aujourd'hui;

2° Médicaments anodins ayant plutôt un *caractère hygiénique*, et que le médecin emploie sans y attacher une importance capitale;

3° Médicaments actifs de l'administration prompte et réglée, desquels dépend la guérison.

Qu'arrive-t-il aujourd'hui? Le médecin appelé chez un malade, *pour un cas urgent*, à une certaine distance d'une pharmacie, prescrit une ordonnance; il faut aller la faire exécuter chez le pharmacien, et il s'écoule ainsi 4 heures, 5 heures, souvent plus, avant que le pauvre patient soit soulagé; et, qu'on ne crie pas à l'exagération! Le médecin aurait-il en sa possession le médicament qui doit soulager et quelquefois guérir, il ne devrait pas se laisser aller à un mouvement d'humanité qui le met sous le coup de la loi.

L'éloignement de la pharmacie l'oblige à s'assurer d'une certaine quantité de substances appartenant au troisième type: deuxième inconvénient qui donne lieu à des accidents, par suite de l'inexpérience de ceux qui sont chargés d'administrer les médicaments au malade.

Il ne suffit pas pour nous, que la loi autorise le pharmacien à délivrer les substances de la troisième classe, en telle quantité que le médecin jugera à propos de formuler ; il faut que le médecin en surveille l'application d'une manière toute spéciale, de façon à en assumer toute la responsabilité.

C'est pourquoi je propose que le médecin délivre et administre lui-même les médicaments, dits poisons. Il est certain, et bon nombre de médecins en conviendront, que si le praticien était toujours porteur d'une petite trousse renfermant les médicaments actifs, comme il est toujours accompagné d'une trousse qui renferme ses instruments de chirurgie, cette mesure lui permettrait toujours d'atténuer les effets de la maladie par une application immédiate, pour ne pas dire que bon nombre de victimes échapperaient à la mort, et qui succombent avant qu'on ait pu leur donner le premier médicament.

Répondons, par quelques mots, à l'objection relative à la préparation des médicaments que le médecin administrera. — Citons d'abord, comme exemple, la médecine homœopathique; je ne puis, quoi qu'on en dise, ne pas rendre hommage au système d'Hahnemann, qui permet de soulager le malade en même temps qu'on constate la maladie.

L'art de guérir a-t-il donc tant d'exigences? Les médecins qui se poseront sérieusement cette question, reconnaîtront avec nous qu'il est facile d'obtenir, sous un petit volume, une collection graduée de tous les médicaments actifs. — L'opium, par exemple, se présente actuellement dans les pharmacies sous les formes suivantes: 1° Laudanum de Sydenham; 2° Laudanum de Rousseau; 3° Opium brut; 4° Teinture d'extrait d'Opium; 5° Extrait d'Opium; 6° Alcaloïdes et leurs sels; je laisse de côté les alcaloïdes, afin qu'on ne puisse pas m'objecter que l'un ou l'autre de ces composés n'ont pas toutes les propriétés que l'on rencontre dans la substance elle-même; mais on m'accordera que les cinq premières préparations n'agissent qu'en vertu d'un principe unique, qui se trouve dans chacune d'elle à des doses différentes. Pour les doser, on prend pour base la quantité d'extrait d'opium qu'elles peuvent renfermer. Pourquoi ne pas les remplacer toutes par cette préparation unique? Faites avec un extrait d'opium des granules de 1, 2, 3, 4, 5 centigrammes, et, sous un petit volume, vous aurez toute la médication opiacée. A moins que vous ne préfériez les sels de morphine ou de codéine qui se trouvent déjà dans le commerce, à différentes doses, sous cette même forme de granules.

Ce que nous venons de dire de l'opium s'applique également aux autres substances du troisième type. La question de délivrer par les médecins les médicaments est donc réellement pratique. Ils trouveront dans des maisons spéciales tous ces produits, sous la forme qu'ils voudront leur donner; et il n'y aura de changé pour le public, dans cette innovation, que l'intermédiaire. Au lieu que ce soit le pharmacien, ce sera le médecin. La thérapeutique sera alors débarrassée de toutes ces préparations, juleps, loochs et potions, vieux restes de la polypharmacie d'autrefois, que la routine a encore conservés.

Quant aux deux autres classes de médicaments, nous ferons remarquer que la plus grande partie est vendue par d'autres commerçants que le pharmacien diplômé; et si, ce qui est vrai, nous comprenons les herboristes parmi ces concurrents de la pharmacie, nous pouvons affirmer que la vente des drogues comprises dans les deux premières catégories, appartient à tout le monde et est tombée dans le commerce général. Le confiseur, le parfumeur, le distillateur, préparent des produits ayant été, jadis, du domaine de la pharmacie, et qui exigent certainement autant d'habileté que la confection des produits pharmaceutiques. Donc, aujourd'hui, d'après ce qui se passe, le pharmacien diplômé n'a sa raison d'être que pour délivrer, sur ordonnances, les substances du troisième type. Il résulte des considérations développées plus haut, que l'intérêt public exige que le médecin soit toujours accompagné de ces médicaments énergiques; le médecin possédant un diplôme, offrant au moins autant de garanties que celui du pharmacien, nous pensons que celui-ci doit être supprimé.

Cette nouvelle organisation apportera-t-elle des troubles sérieux dans la profession d'herboriste et de pharmacien? Non: pour l'herboriste la situation sera identique, puisque la vente des médicaments du troisième type lui est interdite; si, le pharmacien perd l'exécution des ordonnances renfermant les substances vénéneuses qui constituent, pour la pharmacie que j'ai citée précédemment, une vente de 1500 fr. à 2,000 fr. au maximum, sur 60,000 fr. d'affaires, il trouvera plus qu'une compensation dans la liberté de commerce qui lui sera acquise. Devenu droguiste, il empiètera sur les professions voisines ou, ce qui serait plus juste, il ramènera dans son officine des préparations qu'il n'aurait pas dû se laisser enlever, et il aura bientôt regagné, et au-delà, ce que la nouvelle loi lui aura fait perdre. Que sont donc ces professions de confiseur, distillateur, parfumeur, etc., sinon de véritables annexes pharmaceutiques? N'y a-t-il pas là tout un champ d'activité où le pharmacien actuel pourra prendre ce qui lui conviendra, sous la garantie commune à tous, *la liberté du commerce*.

Quant aux prétendus progrès qui seraient dûs aux recherches du pharmacien, je ne pense pas qu'ils puissent faire la base d'une objection sérieuse; par la nature même de ses occupations, le pharmacien ne doit pouvoir qu'améliorer, dans une certaine mesure, la préparation des produits pharmaceutiques ou créer des produits chimiques nouveaux.

Le premier de ces progrès ne peut avoir qu'une influence relative peu considérable sur la thérapeutique, qui tend à se simplifier de jour en jour, et la suppression du grade de pharmacien n'empêchera pas les chimistes de poursuivre leurs recherches et d'enrichir, comme ils ne cessent de le faire, la science de leurs découvertes; ce qu'il est impossible de demander à des hommes qui doivent avant tout songer à leur industrie.

La thérapeutique trouvera plus qu'une compensation dans une institution nouvelle et vraîment productive, qui a obligé les élèves à se livrer à des travaux de laboratoires établis auprès des facultés.

Nous avons la conviction que ce moyen seul est capable de faire sortir la thérapeutique française de l'état de léthargie, dans lequel elle se trouve depuis longtemps. L'émulation, l'ardeur à la recherche de l'inconnu feront, je l'espère, surgir d'autres Magendie, d'autres Bernard, et il sortira peut-être de ces travaux une science médicale, qui arrivera à poser les véritables lois de l'art de guérir.

En résumé, le corps pharmaceutique, dans l'état actuel des méthodes employées pour traiter les maladies, ne trouve pas une raison d'être suffisante dans l'exécution des ordonnances renfermant des substances vénéneuses, seule raison à invoquer, puisque toutes les autres substances appartiennent, dès aujourd'hui, à toutes les autres industries sans préjudice pour l'intérêt général. L'attribution de délivrer les médicaments du troisième type, conférée aux médecins, donne satisfaction aux exigences des lois de police, et a, de plus, une importance considérable au point de vue de la santé générale. Le pharmacien est donc une superfétation qui doit disparaître du corps médical.

La suppression du pharmacien aura encore d'autres avantages : non-seulement le médecin pourra donner au malade des secours immédiats autrement efficaces que ses conseils, mais il n'aura plus le pharmacien comme intermédiaire entre lui et le malade. Au médecin toute la responsabilité. Les médicaments seront pour lui ce que sont les instruments pour le chirurgien. Il faudra qu'il guérisse, comme il faut, que celui-ci opère avec succès, et sa réputation ne s'établira plus d'après sa science, mais par le nombre de victimes qu'il arrachera à la mort. La santé publique ne peut que gagner à une telle mesure.

La suppression du diplôme de pharmacien et la disparition des ordonnances laisseront les commis droguistes et le vulgaire dans une ignorance absolue de l'art de guérir, et il ne faudra pas dix ans pour que les médecins aient fait disparaître tous les parasites, et occupent enfin, dans la société, le rang qui leur est dû par le caractère de leur profession et les connaissances qu'ils ont acquises.

Une dernière réflexion : la disposition que je propose a le mérite incontestable de supprimer radicalement toute loi d'exception, et de placer le commerce des drogues dans le droit commun.

Elle a une importance plus considérable encore, lorsque l'on recherche quels en seront les résultats pratiques. Les médicaments fournis par le pharmacien sont vendus à des prix fabuleux, qui ne trouvent même pas leur excuse dans le privilège accordé au pharmacien d'en être seul détenteur, puisque dans la profession même, on trouve différents produits qui sont vendus tels que le commerce les livre, avec des écarts de prix considérables ; tel pharmacien vendra l'huile de foie de morue 4 fr. le kilo, tel autre la vendra 6 fr. et 8 fr. le kilo.

Le premier avantage de l'exercice libre du commerce des drogues sera d'en abaisser les prix, résultat immédiat de la concurrence. Il est assez curieux d'examiner quel chiffre d'économies cette modification produira.

Il y a, en France, 5,659 pharmaciens, dont 578 pour la Seine, et 5,081 pour les départements : ils peuvent être classés de la manière suivante :

PARIS : 30 Pharmacies faisant en moyenne		50,000	. . . . .	1,500,000
50 —	—	30,000	. . . .	1,500,000
200 —	—	20,000	. . . . .	4,000,000
300 —	—	15,000	. . . . .	4,500,000
DÉPARTEMENTS : 5 Pharmacies par dép. faisant		30,000	445. .	13,350,000
10 —	—	20,000	890. .	17,800,000
20 —	—	15,000	1780. .	26,700,000
Le reste, 1966	—	10,000	environ.	19,660,000
Total approximatif des ventes pharmaceutiques. . .				89,010,000

Nous ne serons pas au-dessous de la vérité en fixant, au cinquième du prix de vente, le prix des matières premières ; par conséquent, en évaluant à 17,800,000 les achats nécessaires pour l'exploitation des pharmacies dans l'état actuel, nous serons large dans notre estimation.

Placé dans le droit commun, le commerce des drogues fait dans de bonnes conditions et de manière à ne pas être surchargé de frais généraux exhorbitants, sera largement rétribué par un bénéfice de 30 p. 100 ; cette proportion est même plus grande que dans les industries qui s'en rapprochent; j'accorde même un bénéfice de 40 p. 100. Je trouve que dans ces conditions les 17,800,000 de matières premières devraient être vendues 29,500,000, au lieu de 89,010,000.

Bénéfice net, pour le public, 59,500,000, soit environ 10,000 fr. par chaque pharmacien supprimé.

L'objection que le médecin fera payer lui-même ses médicaments n'est pas sérieuse; il ne faut pas oublier que son rôle ne sera plus le même. Ce ne sera plus un faiseur d'ordonnances, ce sera le véritable médecin, c'est-à-dire celui entre les mains duquel la famille remet exclusivement son malade pour qu'il le guérisse, et, alors, il sera rémunéré non pour le nombre des visites qu'il aura faites, mais bien par la grandeur des services qu'il aura rendus.

Et, si cette manière de voir n'était pas partagée, je répondrais que le médecin ferait comprendre difficilement au malade qu'il lui doit ses médicaments en dehors de sa visite. Il reconnaîtra bien qu'une visite, avec opération, doit être payée plus cher qu'une visite ordinaire; mais il ne consentira jamais à payer l'instrument qui a servi à faire cette opération.

CONCLUSIONS.

Une loi qui consacrerait l'exercice libre de la médecine, avec la restriction relative aux substances vénéneuses, donnerait satisfaction:

1° Au projet de la Société de Pharmacie, puisqu'elle est implicitement comprise dans l'art. XVI, dans lequel il est reconnu que bon nombre de préparations simples ou composées, *inscrites au codex*, pourront être vendues par d'autres industries, et, dans l'article XIX, puisque je réserve aux médecins diplômés l'usage exclusif des substances vénéneuses;

2° Au projet de la Société de Prévoyance, puisqu'elle accorde toute liberté commerciale, et, en même temps, permet d'exercer la médecine sous la condition de payer patente. Nous avons dit le préjudice causé par le retrait de la vente des poisons. Les pharmaciens, devenus droguistes, ne trouveront-ils pas une compensation dans la vente des produits confectionnés qui seront nécessaires aux médecins ? Ceux-ci, devant rechercher les maisons qui apporteront le plus de soin à leur fabrication, donneront une valeur réelle à la marque de fabrique et créeront ainsi la spécialité vraiment légale, au lieu de celles qui sont tolérées aujourd'hui au mépris de toute législation ;

3° Au projet de la liberté absolue de l'exercice de la Pharmacie, puisqu'elle en est l'esprit même mis en pratique, et aux objections qui pourront m'être faites, que je donne la liberté d'une main pour la retirer de l'autre, je répondrai que la disposition relative aux substances vénéneuses n'est que l'application des règlements de salubrité publique, et que cette restriction est la conséquence de l'ordonnance du 29 octobre 1846, qui régit, pour tous les commerçants, la vente des substances dites poisons.

DES MÉDECINS ADMINISTRATIFS.

Avant de faire connaître le projet de loi concernant la nouvelle réglementation de l'exercice de la médecine, je veux terminer par quelques considérations qui trouvent ici leur place.

Aux objections qui peuvent être faites à ce que les médecins fournissent eux-mêmes certains médicaments, on peut ajouter celle-ci : Que deviendra le pauvre ?

Qu'est-il aujourd'hui ? Dans les grandes villes il a quelque fois la ressource de l'hôpital ; mais ne sait-on pas qu'il n'en use qu'à la dernière extrémité et lorsqu'il a tout épuisé.

Que de jours de travail perdus pour ce pauvre malheureux ! Que de misères pour sa famille ! Je sais qu'on me répondra qu'il y a des bureaux de bienfaisance ; je proclamerai, avec tous, que les administrateurs mettent tout leur zèle à secourir l'infortune ; mais, ce que vous ne pouvez faire, c'est de donner à votre secours un autre nom que celui qu'il doit avoir : *Ce secours est une aumône.* — Dans notre pays surtout, l'orgueil survit à la misère chez celui qui a les sentiments les plus élevés, et qui, par cela même, a le plus de droit à la protection ; il lui répugne de tendre la main.

Tout homme riche ou pauvre est, par sa nature, assujetti aux lois du travail, et si la maladie l'empêche de satisfaire à cette obligation, nous croyons qu'il appartient à la Société de lui donner les secours de l'art, qui lui sont nécessaires, lorsque ses ressources personnelles le mettent dans l'impossibilité de se les procurer lui-même.

Qu'on ne confonde pas ce secours avec la charité ordinaire; elle n'est nullement en discussion. Nous disons que la société doit guérir celui de ses membres qui ne peut pas se guérir lui-même, laissant de côté le pauvre à l'*état de santé*, nous ne voulons parler que du pauvre *malade*.

La question du service médical du pauvre n'est pas la seule innovation à désirer. — Une première lacune consiste en ce que les décès ne sont pas constatés en province par le praticien : Si le malade meurt à la suite d'une maladie, le praticien, qui l'a quitté quelques heures avant sa mort, délivre le lendemain à la famille un certificat de décès; si la mort est le résultat d'un accident, il arrive, presque toujours, qu'il n'est fait aucune constatation. Je crois que l'officier de l'état civil devrait tenir davantage à ce que le procès-verbal du décès soit dressé après une constatation effective. Du reste, il est impossible de voir un service mieux organisé, sous ce rapport, que celui du département de la Seine.

La deuxième lacune consiste en ce que toutes les fois que l'administration a besoin d'un praticien elle le requiert, et, celui-ci est obligé d'obéir même contre sa volonté. On n'aime guère, aujourd'hui, habitué que l'on est à jouir de la liberté personnelle, à se voir enlevé arbitrairement à ses occupations ordinaires.

Cette lacune n'existe pas non plus pour le département de la Seine, dans lequel chaque commissaire de police a un médecin qui lui est officieusement attaché pour ses constatations.

Donc, trois services publics en souffrance :

1o Service des pauvres ;

2o Constatation des décès et des naissances ;

3o Constatations administratives.

Pour combler ces lacunes, je proposerai de diviser chaque canton en deux sections et d'attacher, à chacune d'elles, un médecin administratif. — Ce médecin serait chargé de remplir les trois services publics sus-indiqués, tout en conservant le libre exercice de sa profession.

Le médecin de section devrait demeurer dans le canton, et, autant que possible, dans sa section ; il serait nommé pour deux ans par les conseils municipaux des communes en faisant partie, et serait rééligible. En même temps que le conseil municipal se prononcerait sur le choix du médecin administratif, il arrêterait la liste des habitants ayant droit aux soins gratuits du médecin.

Il serait alloué, à ce dernier, 3 francs par chaque tête de malade. En laissant de côté la ville de Paris, qui a besoin d'une organisation spéciale, on instituerait ainsi 5,654 médecins administratifs de section qui recevraient, des conseils municipaux, un traitement de 2,000 fr. environ, en fixant au dixième de la population le nombre des absolument nécessiteux.

Si, avec cela, on pouvait faire pénétrer parmi les classes laborieuses, chez lesquelles la maladie amène toujours la ruine, le principe vraiment sage de l'assurance, si l'ouvrier pouvait comprendre qu'avec une somme modique de 3 fr. par chaque tête de sa famille, il ne serait pas exposé à voir une maladie épuiser ses économies, on reconnaîtrait, qu'en évaluant au cinquième de la population, ceux qui voudraient profiter du bénéfice de l'assurance, le médecin recevrait de ce côté une somme de 4,000 fr., soit en totalité 6,000 fr. par an.

Qu'on compare cette situation à celle de la plupart des médecins aujourd'hui ?

Ce système d'assurance fera certainement son chemin, et, le médecin, dans son intérêt propre comme dans celui de ses malades, faisant pénétrer partout les sages règles de l'hygiène, le travailleur n'aura plus à craindre le chômage de la maladie.

Nous venons d'exposer rapidement notre manière de voir sur les projets de loi présentés par les pharmaciens, et d'indiquer les bases d'une nouvelle organisation de la médecine.

Nous nous proposons de reprendre à loisir ces questions, et de leur donner tout le développement que comporte leur importance.

PROJET DE LOI.

TITRE I.

Art. 1. — Les écoles préparatoires de médecine et de pharmacie sont supprimées purement et simplement.

Les écoles supérieures le sont également, et leurs professeurs seront incorporés dans les facultés de médecine siégeant dans la même ville.

Art. 2. — Les grades universitaires de pharmaciens et d'herboristes de toutes classes sont supprimés.

Art. 3. — Nul ne pourra se prévaloir de l'un ou l'autre de ces titres, au-delà de la deuxième année qui suivra la promulgation de la présente loi.

TITRE II.

Art. 4. — Les dispositions de l'ordonnance du 29 octobre 1846 seront applicables à tous les commerçants, avec la restriction suivante.

Art. 5. — Tout commerçant ne pourra livrer directement au consommateur les produits inscrits dans le tableau annexé que sur la justification d'un diplôme de médecin; autrement, ils ne pourront être vendus que pour les besoins de l'industrie.

Le vendeur devra appliquer son étiquette sur la

marchandise livrée, exiger un récépissé qu'il conservera pour représenter à l'administration, étant bien entendu qu'il sera civilement responsable des abus que l'usage des marchandises vendues pour l'industrie pourra produire.

Titre III.

Art. 6. — A partir de la promulgation de la présente loi, l'exercice de la médecine sera libre dans tout l'empire français.

Art. 7. — Tout individu, ayant fait une déclaration préalable, pourra exercer la médecine sous la condition de payer une patente fixée, dès aujourd'hui, à 500 fr. de droit fixe.

Cette patente ne pourra en aucune manière être confondue avec d'autres.

Art. 8. — Cette patente sera réduite à 50 fr. pour ceux qui auront obtenu des Facultés un diplôme de médecin.

Art. 9. — Les articles 319 et 320 du code pénal, seront applicables à l'exercice de la médecine.

Art. 10. — L'exercice de la médecine, par un individu non-patenté, sera puni d'un emprisonnement de un an à cinq ans, et d'une amende de 100 fr. à 3,000 fr.

Art. 11. — Seront considérés comme exercice de la médecine, l'annonce ou le débit d'une substance ou préparation présentée, comme ayant une propriété médicale quelconque.

TABLEAU ANNEXE DE L'ART. V.

Belladone.
Ciguë.
Jusquiame.
Nicotiane.
Stramonium.
Et toutes leurs préparations, le Baume tranquille excepté.
Digitale et ses préparations.
Opium et ses préparations.
Cantharides: Poudre et extrait.
Noix vomiques.
Alcaloïdes des substances vénéneuses et leurs sels.
Vératrine.
Emétique.
L'Acide cyanhydrique.
Tous les cyanures.
Arsénic et ses préparations.
Mercure et ses sels.
Nitrate d'argent.
Chloroforme.

PROJET DE LOI

CONCERNANT L'ENSEIGNEMENT MÉDICAL.

Art. 1. — Il n'y aura plus à l'avenir qu'un seul grade médical, celui de docteur en médecine.

Art. 2. — Le grade de docteur en médecine sera conféré par les trois Facultés de Paris, Strasbourg et Montpellier.

Art. 3. — Pour obtenir le grade de docteur en médecine, on devra subir les épreuves suivantes :

Examens du 1er dégré.

Epreuves écrites et orales sur :

1° Anatomie de l'homme.

2° — comparée.

3° Physiologie de l'homme.

4° — comparée.

5° Pathologie interne.

6° — externe.

Art. 4. — Les candidats qui auront reçu un brevet de capacité pour cet examen devront, après justification d'un service médical de deux ans, soit dans les hôpitaux, soit auprès d'un médecin docteur, subir un examen oral sur :

1° Les accouchements.

2° La médecine légale.

3° La thérapeutique,

et sur les questions pratiques se rattachant à la médecine et à la chirurgie, avec épreuves cliniques, ainsi qu'il est d'usage aujourd'hui dans le 5e examen.

Art. 5. — Ils recevront alors un diplôme de licencié en-médecine, au moyen duquel ils pourront exercer librement leur profession.

Art. 6. — Le grade de docteur en médecine ne leur sera conféré que sur la présentation ou la soutenance d'une thèse, traitant d'une question ou d'une application nouvelle.

Art. 7. — Le grade de docteur en médecine sera exigible pour l'admission aux concours du professorat.

DES LYCÉES MÉDICAUX.

Art. 1. — Il sera établi à Lyon, Bordeaux, Rennes, Rouen et Lille, des lycées médicaux ayant pour but de préparer les élèves à subir les examens du premier dégré.

Art. 2. — L'enseignement comprendra les matières exigées pour cet examen, des travaux de laboratoire sur la chimie et les analyses, des éléments d'économie politique et de législation.

Art. 3. — Pour être admis dans ces lycées, il faudra justifier des deux diplômes de bachelier ès-lettres et ès-sciences, et avoir moins de 25 ans.

Art. 4. — Epreuves d'admission :

1° Composition littéraire sur un sujet se rattachant à l'histoire moderne ;

2° Epreuve écrite sur le programme des sciences physiques et naturelles, exigée pour le baccalauréat ès-sciences complet;

3° Examen oral sur ce même programme.

Art. 5. — La durée des cours sera de trois années.

Art. 6. — A l'expiration de chaque année il sera fait un examen de classement, et les élèves qui ne répondront pas d'une manière suffisante, pourront être déchus du titre d'élève des lycées médicaux.

Art. 7. — Il sera fait une remise proportionnelle sur les droits d'examen aux élèves qui se trouveront aux premiers rangs dans le classement de la troisième année.

Art. 8. — Les Conseils généraux seront invités à mettre, à la disposition de l'Etat, un certain nombre de bourses et demi-bourses, qui seront accordées aux élèves du département, ayant subi avec succès les examens d'admission, suivant leur numéro d'ordre, et après qu'ils auront justifié de l'insuffisance de leurs ressources.

Art. 9. — Le régime des écoles du gouvernement sera appliqué aux lycées médicaux.

Art. 10. — Les professeurs titulaires devront justifier du diplôme de docteur ès-sciences.

Art. 11. — Les professeurs chargés de cours justifieront du diplôme de licencié ès-sciences.

Art. 12. — Les professeurs des Facultés seront choisis exclusivement parmi les professeurs des lycées médicaux.

Montdidier (Somme). — Typ. MÉROT-RADENEZ.

www.ingramcontent.com/pod-product-compliance
Ingram Content Group UK Ltd.
Pitfield, Milton Keynes, MK11 3LW, UK
UKHW020442220726
13923UKWH00005B/2275